Schriften
der Wissenschaftlichen Gesellschaft in Straßburg
36. Heft

Über die Pharmaka in der Ilias und Odyssee

Von

Oswald Schmiedeberg

Straßburg
Karl J. Trübner
1918

Über die Pharmaka in der Ilias und Odyssee

Von

Oswald Schmiedeberg

Straßburg
Karl J. Trübner
1918

Druck von M. DuMont Schauberg, Straßburg i. E.

Über die Pharmaka in der Ilias und Odyssee.

Von

O. Schmiedeberg.

1. Die Pharmaka im allgemeinen.

Das Wort Pharmakon als Bezeichnung für mancherlei mit besonderen „Kräften“ ausgestattete Mittel, die namentlich der Zauberei und Heilkunde dienten, taucht zum ersten Male in den homerischen Gesängen auf. Die Pharmaka bei Homer entstammen ausschließlich dem Pflanzenreich. Stoffe aus dem Mineralreich finden sich unter ihnen nicht. Wo solche Stoffe besonderen Zwecken dienen, werden sie mit ihrem gewöhnlichen Namen bezeichnet, wie der Schwefel als Reinigungsmittel[1]), mit dem Odysseus nach dem Freiermord den Saal, das Haus und den Hof ausschwefelt. Von den als Pharmaka benutzten Pflanzen werden nicht Namen genannt, sondern nur die Wirkungen angegeben, die man von ihnen erwartet. Von einer besonderen Kategorie pharmakischer Pflanzen spricht Homer nicht. Überhaupt ist bei ihm die Gliederung des Pflanzenreichs keine scharfe und umfassende. Das Wort Phyton bedeutet zwar Gewächs[2]), aber auch eine Pflanzung[3]). Botane, von welchem Wort später die Botanik ihren Namen erhalten hat, ist bei Homer eine Viehweide, also eine mit Gras bewachsene Wiese[4]). Theophrast unterscheidet Bäume und Gewächse, wo er von der Umwandlung der einen Pflanze in eine andere spricht[5]).

Ursprünglich hatte unser Wort K r a u t anscheinend die gleiche Bedeutung wie das Wort Pharmakon bei Homer. Während der dritten großen Schlacht vor Troja erzählt der alte Nestor dem Patroklos von seinen Taten als Jüngling in den Kämpfen der Pylier mit den Epeiern

[1]) κακῶν ἄκος. Od. XXII. 481. 494.

[2]) Z. B. Il. XIV. 123. πολλοὶ δὲ φυτῶν ἔσαν ὄρχατοι ἀμφίς.

[3]) Od. XXIV. 227, wo Laërtes seine Pflanzung umgräbt.

[4]) Il. XIII. 493. Od. X. 411.

[5]) Theophrast, De caus. pl. 2. 16. 2. τῶν δένδρων καὶ φυτῶν αὐτόματαί τινες εἶναι μεταβολαί.

und rühmt sich, den Mulios getötet zu haben, der die blonde Agamede zur Frau hatte, welche so viele Pharmaka kannte, als die Erde weit und breit nährt[6]). Man kann nicht annehmen, daß Homer meint, die Agamede habe alle auf der damals bekannten Erde wachsenden Pharmaka gekannt. Dieser Vers ist wohl so zu verstehen, daß sie alle die Pharmaka kannte, welche sich weit und breit in ihrer Umgebung fanden. In diesem Falle entspricht sie unseren Kräuterfrauen, welche die für heilsam gehaltenen Pflanzen von anderen zu unterscheiden wissen. Kräuter nannte man also ursprünglich solche Pflanzen, die wie die homerischen Pharmaka besonderen, nicht gewöhnlichen Zwecken dienten. Solche Pflanzen, die ihrer äußeren Beschaffenheit nach Kräuter sind, aber keinen besonderen Nutzen haben oder den Kulturpflanzen im Wege stehen, erhielten die Bezeichnung Unkraut, zum Beweis, daß der ursprüngliche Begriff Kraut auch dessen Nutzen umfaßte. Jetzt versteht man im allgemeinen darunter alle Pflanzen, deren Stengel nicht verholzt ist. Wenn man aber fragen wollte, ob die für Teeaufgüsse so beliebten Linden- und Hollunderblüten, die von einem Baum und einem Strauch stammen, Kräuter seien, so würde die Antwort darauf zweifelhaft ausfallen. Während die Bedeutung der heilsamen Kräuter bei uns auf engere Volkskreise beschränkt bleibt, hat sich der Begriff und die Bedeutung der Pharmaka gleichsam im entgegengesetzten Sinne entwickelt.

Bei uns besteht der Begriff „Kraut" für nützliche, mit heilsamen und anderen Kräften ausgestattete Pflanzen in volkstümlicher Auffassung fort, der Begriff der homerischen Pharmaka hat sich dagegen in wissenschaftlicher Richtung weiter entwickelt. Im Griechischen hießen Zubereitungen und Stoffe aller Art und jeglichen Ursprungs, die zur Heilung von Krankheiten dienten, Pharmaka. Auch Gifte wurden mit diesem Namen bezeichnet. Mancher von diesem Wort abgeleitete Begriff hat sich noch bis heute erhalten, auch wenn er sich als unzutreffend erwiesen hat. Man schrieb den Heilmitteln besondere arzneiliche Kräfte zu, die pharmakodeis Dynameis[7]), und noch jetzt spricht man von Pharmakodynamik wie in der Physik von Hydrodynamik. Aber auch die Pharmakologie als Wissenschaft hat von diesem homerischen Wort ihren Namen erhalten, deshalb möge es als berechtigt erscheinen, die Pharmaka bei Homer, die man schon vielfach, namentlich in sprachlicher und botanischer Hinsicht zu erforschen gesucht hat, auch vom pharmakologischen Standpunkt einer näheren Betrachtung zu unterziehen.

---

[6]) Il. XI. 741. ἣ τόσα φάρμακα ᾔδη, ὅσα τρέφει εὐρεῖα χθών.

[7]) Theophrast, De caus. plant. 6. 13, 5. φαρμακώδεις δυνάμεις.

2. Die Pharmaka bei der Wundbehandlung im trojanischen Kriege.

In seinen Studien über die Medizin bei Homer kommt Daremberg in bezug auf die bei der Wundbehandlung verwendeten arzneilichen Mittel zu dem Schluß, daß diese auf die Wunde gestreut wurden, daß es also keine Pflaster oder Flüssigkeiten gewesen wären, daß aber über die Natur der Substanzen bei Homer selbst sich keine Auskunft finde[8]). Diese Schlußfolgerung ist zwar zutreffend, wenn man aber alle von Homer näher angeführten Fälle von Wundbehandlung im Zusammenhang betrachtet, so läßt sich auch eine ziemlich sichere und weitgehende Vorstellung vom Zweck des Aufstreuens und der Natur der Wundmittel gewinnen.

Am eingehendsten ist die Behandlung der Wunde des Eurypylos durch Patroklos beschrieben[9]). Dieser war in der Wundbehandlung von Achilles unterwiesen worden, welcher seinerseits in der Heilkunde ein Schüler des weisen, kräuterkundigen Kentauren Cheiron war. Als Patroklos während der dritten großen Schlacht vor Troja zu den Schiffen eilt, trifft er den am Schenkel verwundeten, aus der Schlacht hinkenden Eurypylos, dem triefender Schweiß von Haupt und Schulter rann und aus der schweren Wunde dunkles Blut rieselte. Patroklos fragt ihn nach dem Stand der Schlacht, über die sich Eurypylos wenig günstig äußert und dann sagt: führe mich zu den Schiffen, schneide den Pfeil aus dem Schenkel, wasche das dunkle Blut mit warmem Wasser weg und streue lindernde, heilsame Pharmaka auf[10]). Er fügt noch hinzu, von den Ärzten Podaleirios und Machaon sei der eine (Machaon) verwundet und selbst eines trefflichen Arztes bedürftig, der andere in der heftigen Feldschlacht beteiligt.

Patroklos führt den Eurypylos in dessen Zelt, schneidet den, anscheinend dreischneidigen (triglochin), mit Widerhaken versehenen Pfeil aus dem Schenkel, wäscht das Blut mit warmem Wasser ab und legt auf die Wunde eine bittere, mit den Fingern zerriebene, schmerzstillende Wurzel[11]). Sie stillte die Schmerzen, die Wunde wurde trocken[12]) und die Blutung ließ nach.

Während die Kämpfe vor Troja weiter gehen, sitzt Patroklos im Zelt des Eurypylos, den er mit Reden erheitert. Dann streut er auf die

---

[8]) Daremberg, Études d'archéologie médicale sur Homère. V. Traitement de blessures. Revue archéologique. Nouv. sér. VIme année. XII. vol. p. 328. 1865.

[9]) Il. XI. 806—848; XV. 390—402.

[10]) Il. XI. 830. ἐπὶ δ' ἤπια φάρμακα πάσσε/ἐσθλά.

[11]) Il. XI. 846—847. . . . ἐπὶ δὲ ῥίζαν βάλε πικρὴν/χερσὶ διατρίψας, ὀδυνήφατον.

[12]) Il. XI. 848. τὸ μὲν ἕλκος ἐτέρσετο.

Wunde schmerzstillende Pharmaka[13]) und eilt davon, als er das Geschrei der fliehenden Danaer hört.

Fast in der gleichen Weise beschreibt der Dichter *die Behandlung des Menelaos*, der auf Anstiften der Athene von Pandaros mit dem Pfeil verwundet war, wobei dieser den Gürtel und den Panzer durchstoßen hatte. Menelaos beruhigt den um ihn besorgten Agamemnon und dieser sagt: der Arzt wird die Wunde behandeln[14]) und Pharmaka auflegen, welche ihn von den dunklen (quälenden) Schmerzen befreien würden[14]). Er läßt darauf durch den Herold Talthybios den Arzt Machaon rufen. Dieser zog den Pfeil aus dem Leibgurt, löste diesen und unterhalb die Panzerteile, reinigte die bloßgelegte Wunde, indem er das Blut absaugte[15]), und streute sachkundig auf sie lindernde Pharmaka[15]).

Von dem Aufstreuen der Wundmittel ist noch weiter die Rede. *Aphrodite war von Diomedes an der Hand verwundet*[16]) und wurde von Iris unter Benutzung der Rosse des Ares zu ihrer Mutter Dione auf den Olymp gebracht[17]). Um die jammernde Tochter zu trösten, erzählt ihr Dione, wie der Leibarzt der Götter Paieon, der bei Homer noch nicht mit Apollon identisch ist, den vom Pfeil des Herakles an der Schulter getroffenen Aides (Hades) heilte, indem er ihm auf die Wunde schmerzstillende Pharmaka streute[18]). Darauf trocknete Dione die Hand der Aphrodite durch Abwischen des Götterblutes[19]) ab, worauf die heftigen Schmerzen gelindert wurden und die Hand ohne die Anwendung anderer Mittel heilte.

Auch auf *die Wunde des* von Diomedes verwundeten *Ares* streute Paieon die schmerzstillenden Pharmaka[20]).

Wenn man diese von Homer beschriebenen *Verfahren zu einem Schema zusammenfaßt*, und dieses mit den von Hippokrates bei der Wundbehandlung befolgten Grundsätzen vergleicht, so ergibt sich, daß die letzteren in beiden Fällen fast genau die gleichen sind, soweit sie frische Wunden betreffen. Abgesehen von der schlimmen Wunde oder dem Geschwür des Philoktetes, der auf der Insel Lemnos

---

[13]) Il. XV. 393—394. . . . ἐπὶ δὲ ἕλκεϊ λυγρῷ/φάρμακ' ἀκέσματ' ἔπασσε μελαινάων ὀδυνάων.

[14]) Il. IV. 190—191. ἕλκος δ' ἰητὴρ ἐπιμάσσεται ἠδ' ἐπιθήσει/φαρμαχ', ἅ κεν παύσῃσι μελαινάων ὀδυνάων.

[15]) Il. IV. 218—219. αἷμ' ἐκμυζήσας ἐπ' ἄρ' ἤπια φάρμακα εἰδὼς/πάσσε.

[16]) Il. V. 335—340.

[17]) Il. V. 359—370.

[18]) Il. V. 401. τῷ δ' ἐπὶ Παιήων ὀδυνήφατα φάρμακα πάσσων/ἠκέσατ'·

[19]) Il. V. 416. . . . ἀπ' ἰχῶ χειρὸς ὀμόργνυ·

[20]) Il. V. 900. τῷ δ' ἐπὶ Παιήων ὀδυνήφατα φάρμακα πάσσεν.

lag, heftige Schmerzen erduldend[21]), spricht Homer nur von frischen Wunden, während bei Hippokrates die Behandlung alter, entzündeter, vereiterter, brandiger und fauliger Wunden in den Vordergrund tritt.

Der eigentlichen Behandlung ging bei Homer eine Vorbehandlung voraus, die in einer Reinigung und Kühlung der Wunde bestand, wobei zugleich eine Blutstillung herbeigeführt wurde.

Patroklos reinigte die Wunde des Eurypylos, nachdem er den Pfeil herausgeschnitten hatte, durch Wegwaschen des Blutes mit warmem Wasser, wie es der Verwundete selbst gewünscht hatte. Machaon entfernt das Blut von der Wunde des Menelaos durch Absaugen. Nach dem Vorgange des Eustathes meint Daremberg[22]), daß es sich nicht um ein Absaugen mit den Lippen handle, sondern um ein Herausdrücken des Blutes mit den Händen. Crusius[23]) bemerkt zu dieser Stelle: „Dies (das Absaugen) war bei allen Völkern in rohen Zeiten eine Gewohnheit“. Dione begnügte sich damit, das Blut von der Hand der Aphrodite abzuwischen und die Heilung erfolgte an der Göttin ohne weitere Behandlung. Hippokrates[24]) reinigt die Wunden durch Abwischen oder Abtupfen mit einem Schwamm oder mittelst Abkochungen verschiedener Kräuter, die gegen Schwellungen und Entzündungen angewendet wurden, aber wenn die Wunde gereinigt werden muß, so dienen sie alle auch zur Reinigung[25]). Es werden noch bsonders die Nachteile nicht gut gereinigter Wunden hervorgehoben[26]) und die Entfernung des Blutes, das faulig werden kann, empfohlen[27]). Das Entfernen des Blutes wird bei Homer als eine nicht bloß bei der Wundbehandlung notwendige Reinigung angesehen und das Wort reinigen (καθαίρειν) im Sinne von abwaschen gebraucht, so z. B. bei dem Leichnam des Sarpedon[28]).

Nachdem Patroklos von der Wunde des Eurypylos das Blut abgewaschen hatte, legte er auf sie die bittere, mit der Hand zerriebene, also frische, weiche und feuchte Wurzel, die durch Verdunstung ihrer Feuchtigkeit kühlend und infolgedessen auch schmerzlindernd und blut-

---

[21]) Il. II. 718—724.

[22]) Deremberg a. a. O. S. 339. Anm. 2.

[23]) Crusius, Homeri Ilias. 1. Heft. S. 141. 1852. Anm. zu Vers 218.

[24]) Für die hippokratischen Schriften habe ich benutzt: Fuchs, Hippokrates, sämtliche Werke. Ins Deutsche übersetzt und ausführlich kommentiert. 1. Bd. 1895, 2. Bd. 1897, 3. Bd. 1900.

Littré, Oeuvres d'Hippocrate, traduction nouvelle avec le texte grec en regard. t. I. 1839, t. II. 1840, t. IV. 1844, t. V. 1846, t. VI. 1849, t. VII. 1851, t. VIII. 1853.

[25]) De vulneribus et ulceribus. Kap. 11. Fuchs, 3. Bd. S. 286. Littré, t. VI. p. 410.

[26]) ibid. Kap. 6.

[27]) ibid. Kap. 2.

[28]) Il. XVI. 667. αἷμα κάθηρον.

stillend wirkte. Unter der bitteren Wurzel hat sich der Dichter vielleicht eine Zwiebel gedacht, die sich wegen ihres großen Feuchtigkeitsgehalts für einen derartigen Zweck gut eignete. Der Zwiebelgeschmack wäre auch für die Bezeichnung bitter, scharf zutreffend.

Daß es bei der Wundbehandlung auf eine Kühlung der Wunde ankam, ergibt sich aus einer Stelle der Ilias, in der direkt von der Kühlung die Rede ist. Pallas Athene findet den Diomedes seine Wunde kühlend[29]), die ihm durch einen Pfeil des Pandaros beigebracht war. Diomedes befand sich auf dem Schlachtfelde. Man kann daher annehmen, daß die Kühlung nicht mit Wasser, sondern ebenfalls durch zerriebene, frische Kräuter erfolgte. Er konnte aus Mangel an Wasser das Blut auch nicht abwaschen, sondern er wischte es ab[30]). Die Anwendung frischer Kräuter bei Wunden und Quetschungen zur Kühlung und Blutstillung war beim Volke in den verschiedensten Ländern zu allen Zeiten üblich. Theophrast[31]) erzählt, daß die zerriebenen Blätter der in Seen und Teichen wachsenden Nymphaea (νυμφαίο), auf Wunden gelegt, blutstillend wirken. Bei Hippokrates werden entzündete Stellen mit Umschlägen aus gekochten Kräutern, oder mit frischen Blättern verschiedener Pflanzen gekühlt. Doch müssen die Umschläge kälter als die Wunde sein[32]). An einer anderen Stelle wird der Einfluß der Kälte und Wärme auf den Schmerz näher ausgeführt. Nach einer Abkühlung bewirke Erwärmen Schmerz und umgekehrt, nach dem Erwärmen die Kälte. Geheilt würden daher Schmerzen durch das Entgegengesetzte[33]).

Auffallend kann es erscheinen, daß die Wunde des Eurypylos nach dem Auflegen der zerriebenen, feuchten Wurzel trocken wurde. Aber diese Angabe ist leicht erklärlich. Nach dem Aufhören der Blutung tritt an frischen Wunden die Absonderung einer klaren, fast farblosen, sogenannten serösen Flüssigkeit auf, ein Vorgang, der früher, bis ins vorige Jahrhundert, von den Chirurgen als stadium haemorrhagiae serosae bezeichnet wurde. Als an der Wunde des Eurypylos nach dem Auflegen der Wurzel diese Absonderung aufhörte, wurde sie verhältnismäßig trocken. Homer spricht zwar nur an dieser Stelle von der Trockenheit der Wunde. Aber daß er das ausdrücklich erwähnt, läßt schließen, daß schon damals auf die Trockenheit Gewicht gelegt wurde, wie es später Hippokrates scharf hervorhebt. Er sagt, Wunden müsse man nicht anfeuchten außer mit Wein; die

29) ἕλκος ἀναψύχοντα. Il. V. 795.
30) αἷμ' ἀπομόργνυ. V. 798.
31) Theophrast, Hist. plant. 9. 13. 1.
32) De affectionibus. Kap. 38. Littré, t. VI. p. 248. Fuchs, 2. Bd. S. 366.
33) De locis in homine. Littré, t. VI. p. 334. Kap. 42. Fuchs, 2. Bd. S. 594. Kap. 40.

Wunde sei feucht, das Gesunde trocken; man dürfe die Mittel nicht auflegen, bis man die Wunde ganz trocken gemacht hat[34]).

Die weitere Behandlung der Wunden bei Homer bestand darin, daß die Pharmaka aufgestreut wurden. Sie hatten also eine trockene, pulverförmige Beschaffenheit. Patroklos legte (ἐπὶ-βάλε) die zerriebene Wurzel auf die Wunde, die lindernden Pharmaka streute er auf sie (ἐπὶ-πάσσε). Agamemnon, der kein Heilkundiger ist, spricht ganz im allgemeinen, der Arzt werde die heilsamen Mittel auflegen (ἐπιθήσει), der sachkundige Arzt Machaon streut sie auf.

Die Anwendung der trockenen Mittel hatte den Zweck, die Wunde schmerzlos zu machen und sie vor Entzündung und Fäulnis zu schützen, also in unserem Sinne zu desinfizieren. Direkt schmerzstillende Mittel, wie unser Cocaïn, gab es damals nicht. Es kam daher darauf an, die Wunden in einen Zustand zu versetzen, bei welchem die Schmerz verursachende Reizung aufhört. Das geschieht, wenn an der Wunde durch einen trockenen, festhaftenden Schorf eine schützende Decke hergestellt wird, die alle ungünstigen äußeren Einflüsse von den darunter liegenden Teilen fernhält.

Zur Erzeugung eines derartigen Schorfes eignen sich unter den zur homerischen Zeit zur Verfügung stehenden Mitteln alle gerbstoffhaltigen Pflanzen und Pflanzenteile, wie sie auch bei der Lederbereitung zum Gerben dienen. Bei ihrer medizinischen Anwendung bezeichnet man solche Mittel als Adstringentia oder Styptica. Die Gerbstoffe verbinden sich an den Wunden mit allen eiweißartigen und bindegewebigen Stoffen der zerstörten und erkrankten Körpergewebe zu trockenen, festhaftenden Massen und erfüllen den angegebenen Zweck. Die Schmerzen beruhigen sich, der Blutaustritt wird durch den Druck des deckenden Schorfes gehemmt und die Wundabsonderung eingeschränkt oder unterdrückt.

Jetzt wissen wir, daß auch die Entzündung, Eiterung und Fäulnis verursachenden Bakterien durch Gerbstoffe vernichtet werden, so daß beim Aufstreuen von gerbstoffhaltigen Pflanzenpulvern die Wunden sicherer heilen konnten, als bei jeder anderen, damals möglichen Behandlung. Waren unter den Mitteln auch aromatische Kräuter, wie z. B. Thymian, so wurde die bakterientötende Wirkung noch verstärkt. Aus welchen Pflanzen und Pflanzenteilen die gerbstoffhaltigen Pulver bereitet wurden, ist an sich nicht von Belang. Es mögen zum Teil wenigstens die gleichen gewesen sein, die später die Ärzte der hippokratischen Zeit in ausgiebigem Maße bei der Wundbehandlung verwendeten.

---

[34]) De vulneribus et ulceribus. Kap. I und IV. Fuchs, 3. Bd. S. 281 und 283.

Unter den 50—60 Pflanzenteilen und Pflanzenprodukten, die in der angeführten hippokratischen Abhandlung über die „Wunden und Geschwüre" für die Bereitung von Wundmitteln empfohlen werden, finden sich sehr wirksame gerbstoffhaltige Pflanzenteile, so namentlich Eichenwurzeln — wahrscheinlich deren Rinde —, Feigenbaumrinde, Granatapfelschalen, Fünffingerkraut (Potentilla reptans L.), ferner eine Anzahl gerbstoffhaltiger Blätter, und vor allem die mehr als zur Hälfte aus Gerbstoff (Tannin) bestehenden Galläpfel. Sehr bemerkenswert ist, daß schon bei Hippokrates unter den Mitteln, welche zur Verhinderung der Vereiterung frischer Wunden empfohlen werden, auch der wässerige Auszug des Pechs (Teers) genannt wird[35]), der unter dem Namen Teerwasser (Aqua picis) bis in die neueste Zeit in unseren Apotheken sich fand und durchaus dem desinfizierenden Karbolwasser entspricht. Als Desinfektionsmittel sind bei Hippokrates auch Myrrhe und Weihrauch anzusehen, die Homer nicht kennt oder wenigstens nicht nennt.

Als Streupulver werden von Hippokrates mancherlei pflanzliche und mineralische Mittel empfohlen, namentlich Kohle, die durch Verbrennen von Honig und Salzkörnern erhalten wurde, auch Tierkohle aus Wolle, ferner zerstoßene schwarze Nieswurz, zerkleinerte Celtisrinde, trockener Aronsstab (Arum), von mineralischen Mitteln der bis in unsere Zeit gebräuchliche entwässerte, sog. gebrannte Alaun[36]).

Die von Homer beschriebenen Verfahren bei der Wundbehandlung sind nicht erdacht oder erdichtet, sondern beruhen auf tatsächlicher Erfahrung. Die Gelegenheit, diese zu erlangen, war in jeden Zeiten reichlich geboten, nicht nur in dem 10jährigen trojanischen Krieg, sondern auch in den vielen Kämpfen der kleinen Fürsten, der Anaktes, untereinander, und in noch früherer Zeit der einzelnen Heroen, die wie Herakles Abenteuer suchend umherzogen. Unter solchen Umständen erlangten die Heilkundigen ein hohes Ansehen. Der Heros Asklepios wurde zum Heilgott. Seine Söhne waren Podaleirios und Machaon. Sie sind wie Achilles und Patroklos, die neben ihnen als heilkundig genannt werden, ebenfalls Fürsten. Mit ihnen fuhren 30 Schiffe nach Troja und sie kämpften wie die anderen Fürsten. Aber ihr großes Ansehen beruht auf ihrer ärztlichen Kunst. Idomeneus fordert den Nestor auf, den von Paris an der Schulter verwundeten Machaon eiligst zu den Schiffen zu führen und prägt dabei den berühmten Ausspruch: Denn der Arzt ist ein vielen anderen gleichwertiger Mann[37]). Auf den Grundlagen, wie sie Homer beschreibt, hat

[35]) Die Wunden und Geschwüre. Kap. XIII. Fuchs, 3. Bd. S. 290/291.

[36]) Die Wunden und Geschwüre. Kap. XIIIa. u. XVIIa. Fuchs, 3. Bd. S. 291 u. 294/295.

[37]) Il. XI. 514.

sich die Wundbehandlung bei den Hippokratikern entwickelt und diese Grundlagen blieben bis in die Gegenwart im wesentlichen unverändert, bis man die Ursache der Entzündung, Eiterung und Fäulnis der Wunden und die aseptische Wundbehandlung entdeckte.

3. Das Pharmakon Nepenthes.

Von einer Behandlung Verwundeter oder anderer Kranker durch innerliche Verabreichung geeigneter Pharmaka spricht Homer nicht. Dafür findet sich in der Odyssee die erste Nachricht von dem Gebrauch eines narkotischen Genußmittels, des vielbesprochenen, sogenannten Pharmakon Nepenthes.

Telemachos und Peisistratos sind in der Königsburg zu Lakedaimon angekommen und klagen und weinen mit Menelaos und Helena, daß Odysseus nicht heimgekehrt ist. Um die trübe Stimmung vor dem Mahle aufzuheitern, tut Helena in den Wein, von dem sie tranken, ein kummerlos, ungallig und alle Übel vergessen machendes Pharmakon[38]. In der Ausgabe von 1793 übersetzt Voß den Vers ganz zutreffend: ein Mittel,

Kummer zu tilgen und Groll und jeglicher Leiden Gedächtnis.

Buchholz[39]) hat die verschiedenen Ansichten seit Theophrast über die Natur dieses Mittels zusammengestellt. Es wird ihm keine wirkliche Existenz und nur eine allegorische Bedeutung zugeschrieben. Aber namentlich seit dem 18. Jahrhundert und schon früher halten es die meisten Schriftsteller für Opium. K. Sprengel[40]) sagt ohne weitere Begründung Nepenthes „ist Mohnsaft". In der Tat kann es keinem Zweifel unterliegen, daß es sich um eingetrockneten Mohnsaft, also um Opium, handelt, das Helena in den Wein tat (βάλε). Die Wirkungen geeigneter kleinerer Gaben des Opiums bestehen darin, daß die Empfänglichkeit bestimmter Tätigkeitsgebiete des Gehirns für körperliche Einflüsse und psychische Eindrücke der Außenwelt sowie für die aus inneren Vorgängen auftretenden Vorstellungen eine mehr oder weniger starke Einschränkung erfährt. Infolge dieser Grundwirkung werden alle Empfindungen, selbst Schmerzen, sowie unangenehme Gemeingefühle aller Art gemäßigt oder unterdrückt. Gemütsbewegungen und Seelenleid verursachende Vorstellungen bestehen zwar fort, aber es tritt ein Zustand der Gleichgültigkeit gegen sie ein. Die wenigen Worte des angeführten Verses und das weitere Verhalten der

---

38) Od. IV. 221. νηπενθές τ' ἄχολόν τε, κακῶν ἐπίληθον ἁπάντων.
39) Buchholz, Homerische Realien. Das Pflanzenreich. 1. Bd. 2. Abt. S. 250. 1873.
40) K. Sprengel, Geschichte der Botanik. 1. Teil. S. 38. 1817.

Personen umfassen alles Wesentliche dieser Wirkung: Kummer und Trauer, Verbitterung und Groll gegen das Geschick, das den Odysseus fernhält, werden unterdrückt, aber die Gespräche beim Mahle über gleichgültigere Dinge erleiden keine Einschränkung. Die Opiumwirkungen werden in den folgenden Versen noch weiter ausgeführt. Wer das genossen, würde an dem Tage wohl keine Träne vergießen, auch nicht, wenn ihm Mutter und Vater stürben und wenn man vor seinen Augen den Bruder oder den geliebten Sohn mit dem Schwerte umbrächte. Hier wird ein höherer Grad der Wirkung geschildert, als der, welchen Helena hervorzurufen beabsichtigte. Auch diese Wirkungen stimmen mit denen des Opiums völlig überein, wie sie bei Opiumessern und Opiumrauchern auftreten. Diese werden von allen Einwirkungen und Eindrücken der Außenwelt völlig losgelöst und in einen geistigen Dämmerungszustand versetzt, in welchem nur traumhafte, unklare, verschwommene Vorstellungen und Visionen auftreten, die wie Schattenbilder durch das Gehirn ziehen oder sich darin festsetzen.

Es gibt kein zweites Mittel auf der ganzen Erde, das in dieser Weise wirkt, auch nicht der aus dem Hanf gewonnene Charas oder Haschisch, welcher direkt lebhafte Phantasien und Illusionen hervorruft und dadurch zu unmotivierten Bewegungen und Handlungen aller Art führt. Deshalb erscheint es völlig ausgeschlossen, daß Homer diese von ihm so zutreffend geschilderten Opiumwirkungen rein erfunden hat. Er hat vielmehr gewußt, daß damals ein solches Mittel benutzt wurde. Alles übrige ist erdichtet, namentlich auch die Herkunft des Nepenthes aus Ägypten, wo Helena es von der Polydamna, der Gemahlin des Thon, erhalten habe. In alter Zeit scheint der Mohn in Ägypten unbekannt oder unbeachtet gewesen zu sein. Woenig[41]) sagt, daß auf altägyptischen Monumenten nicht eine einzige Abbildung des Mohns nachweisbar sei, nur im Blumengewinde der Prinzessin Nsi Chonsu fanden sich die Blüten des Feldmohns (Papaver Rhoeas L.). Zu Plinius' Zeiten wurde das Opium in Alexandrien bereits verfälscht[42]).

Es fragt sich aber, wenn nicht aus Ägypten, woher sonst Homer die Kenntnis von dem Opium und seinen charakteristischen Wirkungen erhalten haben kann. Bei der Behandlung dieser Frage muß man zu ermitteln suchen, wie weit die Kenntnis vom Mohn und dem Opium in die altgriechiche Zeit zurückreicht und wie sie sich weiter entwickelt hat.

---

[41]) Woenig, Die Pflanzen des alten Ägypten. Leipzig 1886. S. 225/226.

[42]) Plinius, Natur. hist. XX. 76. rec. Detlefsen. vol. III. p. 241. 1868. Übersetzungen ins Deutsche: Strack, 1855. Wittstein, 1881.

Die ältesten Quellen für diese Fragen sind die hippokratischen Schriften, in denen die Angaben nicht auf Sage und Dichtung, sondern auf sachlicher Grundlage beruhen. An 31 Stellen, die auf den Mohn bezogen werden können, ist 10mal vom Mohn schlechtweg und seinen arzneilichen Zubereitungen, 9mal von weißem Mohn, je einmal vom feuerroten und schwarzen Mohn, ferner 7mal vom Mekonion und 3mal vom Mohnsaft die Rede. Unzweifelhaft ist die allgemeine Annahme richtig, daß Mēkon schon bei den Hippokratikern Mohn, Papaver L., bedeutet. Von ihm wurden wahrscheinlich die Samenkapseln oder Köpfe gebraucht, wenigstens hauptsächlich. Deshalb wird mehrmals von Mohn im Plural gesprochen[43]), einmal seine Hülle oder Schale direkt genannt[44]), ferner ein Unterschied zwischen frischem[45]) und reifem[46]) Mohn gemacht, auch wird er zum Gebrauch geröstet[47]). Alles das würde für das Mohnkraut nicht zutreffend sein.

Was die Arten des Mohns betrifft, so kann man mit Fuchs[48]) einverstanden sein, daß Mēkon Papaver somniferum L. ist, der weiße Mohn (Mēkon leuke) dagegen Papaver officinale Gmelin. Littré übersetzt „pavot blanc“ und nur einmal „mécon blanc“ und setzt daneben in Klammer: euphorbia peplus[49]). Diese Mohnart, die eine weiße Blüte und weiße Samen hat, ist nur eine Varietät des gewöhnlichen Schlafmohns und unterscheidet sich in arzneilicher Hinsicht nicht von diesem. Auch in den hippokratischen Schriften werden beide durcheinander bei verschiedenen Krankheiten, darunter auch schmerzhaften, gebraucht, aber in der Regel zusammen mit anderen Mitteln. Eine besondere schmerzstillende Wirkung wird den Mohnköpfen oder dem Mohnkraut anscheinend nicht zugeschrieben. In dem sehr langen Kapitel 32 des Buches über die Natur der Frau finden sich 4 Arzneizubereitungen, die ausdrücklich gegen Schmerzen dienen sollen. Keine davon enthält Mohn, der in diesem Kapitel nur einmal unter mehr als 100 Rezepten und diätetischen Vorschriften als Bestandteil eines Arzneitrankes genannt wird[50]). Dagegen wird die verstopfende Wirkung auf die Darmentleerungen ausdrücklich angegeben[51]).

---

[43]) τῶν μηκώνων. De natura muliebri, Kap. 44. Littré, t. VII. p. 388. De morbis mulierum I. Kap. 60. t. VIII. p. 120. De morb. mul. II. Kap. 149. t. VIII. p. 324.

[44]) μήκωνος λευκῆς τὸ λέπυρον. De natura muliebri, Kap. 15. Littré, t. VII. p. 332/334.

[45]) καὶ μήκωνας ἁπαλὰς. . . De affectionibus internis. Kap. 12. Littré, t. VII. p. 196.

[46]) μήκωνα ἁδράν. De morbis mulierum II. Kap. 192. Littré, t. VIII. p. 372.

[47]) καὶ μήκωνα ὀπτὴν. De natura muliebri, Kap 58. Littré, t. VII. p. 398. De morbis mulierum II. Kap. 149, t. VIII. p. 326.

[48]) Fuchs, a. a. O. Bd. 2. S. 477. Anm. 30.

[49]) De morbis III. Kap. 16. Littré, t. VII. p. 149

[50]) De natura muliebri, Kap. 32. Littré, t. VII. p. 356; Fuchs, Bd. 3. S. 350.

[51]) μήκων στάσιμον, μᾶλλον δε ἡ μέλαινα μήκων, ἀτὰρ καὶ ἡ λευκή. De diaeta (victu) II. Kap. 45. Littré, t. VI. p. 544.

Bei dem Mohnsaft kann es sich entweder um den ausgezogenen oder ausgepreßten Saft oder um den namentlich in den unreifen Mohnköpfen in reichlicher Menge enthaltenen Milchsaft handeln, der beim Anritzen der Kapseln von selbst herausfließt und an der Luft sehr bald unter Braunfärbung und durch Eintrocknen sich zu Opium umwandelt. Ob dieser Milchsaft, also das Opium, oder der ausgepreßte Saft der frischen Pflanze an den 3 Stellen gemeint ist, an denen vom Mohnsaft die Rede ist, läßt sich auf Grund der Angaben nicht entscheiden. Wenn man aber berücksichtigt, daß Theophrast die Gewinnung des Milchsaftes aus den Mohnköpfen angibt[52]) und die Farbenveränderungen beschreibt, welche der weiße Mohnsaft an der Luft erleidet[53]), so darf man vermuten, daß das auch schon den Hippokratikern bekannt gewesen sei und daß sie unter Mohnsaft das Opium verstanden haben.

Was das Mekonion betrifft, so nimmt man ziemlich allgemein an, daß darunter eine Euphorbiaart (E. peplus L. oder E. peplis L.) zu verstehen sei. Daß in der Tat auch eine Pflanze und nicht allein eine Substanz mit diesem Namen bezeichnet wurde, ergibt sich aus einer Stelle bei Theophrast, an der vom Saft des Tithymallos (Euphorbia Characias L.) und des Mekonion die Rede ist[54]). Aber dieses Mekonion ist bei Hippokrates ein Abführmittel, das zusammen mit anderen Abführmitteln bei Fieber mit Somnolenz und Koma sowie bei Wassersucht angewendet wird[55]). Auch zu Klystieren wird es gebraucht[56]).

Verschieden von diesem Mekonion sind das schlafmachende Mekonion[57]) und das weiße Mekonion[58]), die als Beruhigungsmittel angewendet werden, das erstere bei asthmatischen Atembeschwerden infolge Druckes des Uterus auf das Herz, das letztere gegen Schmerzen bei entzündeten Mastdarmfisteln, wenn lokale Einreibungen die Schmerzen nicht vertreiben. Da diese beiden Mittel in so bestimmter Weise durch ihre Bezeichnung als schlafmachend, durch ihre Anwendung als Atembeschwerden beruhigend und schmerzstillend charakterisiert werden, so kann es keinem Zweifel unterliegen, daß es Mohnbestandteile, und zwar Opium sind. Man kann auch von vornherein

---

[52]) Theophrast, Hist. plant. 9, 8, 2.

[53]) Theophrast, Fragment. 20, de coloribus 35. ed. Schneider, vol. 1. p. 887. 1818.

[54]) Theophrast, Hist. plant. 9, 8, 2.

[55]) Epidemiorum VII, Kap. 118. Littré, t. V. p. 464. De diaeta (victu) in acutis (Appendix) Kap. 39. t. II. 526—528.

[56]) De natura muliebri, Kap. 33. Littré, t. VII. p. 370.

[57]) ὑπνωτικὸν μηκώνιον. De morbis mulierum II. Kap. 201 (bei Fuchs, Kap. 92). Littré, t. VIII. p. 386.

[58]) τό μηκώνιον τὸ λευκόν. De fistulis, Kap. 7. Littré, t. VI. p. 456.

annehmen, daß der Milchsaft der Mohnköpfe bei den Hippokratikern nicht unbeachtet geblieben ist, und dann wird er unter den Händen, ohne alles Zutun zu Opium. Aber bei ihnen ist die Kenntnis über die Wirkungen dieses Mittels noch eine beschränkte und die Anwendung keine zielbewußte. Erst Dioscorides [59]) beschreibt scharf und klar die schlafmachenden, schmerzstillenden, hustenberuhigenden und den Unterleib stopfenden Wirkungen des Opiums, das er einfach Opos nennt, aus welchem dann das lateinische Opium entstanden ist. Die aus dem ausgepreßten Mohnsaft bereiteten Trochisken (Pastillen) heißen bei Dioscorides Mekoneion, seien aber weniger wirksam als das Opium. —

Aber weder in den hippokratischen Schriften noch bei Theophrast und Dioscorides findet sich die geringste Andeutung über die von Homer beschriebene Wirkung und Anwendung des Opiums. Auch Plinius weiß davon nichts, sonst hätte er gewiß nicht unterlassen, davon zu erzählen. Man darf aus diesem Umstand schließen, daß in den, diesen Schriftstellern bekannten Ländern ein derartiger Opiumgenuß nicht üblich war, sondern daß dieser in einem Winkel eines entlegenen Landes entstanden ist und sich von dort nicht weiter verbreitet hat. Homer muß von diesem Lande und dessen Volk Kunde gehabt haben. Unter den von ihm genannten Völkern kommen nur die Erember [60]) in Betracht, die in der Ilias noch nicht genannt werden, sondern erst wie das Opium in der Odyssee auftauchen. Sie werden schon im Altertum als Araber gedeutet [61]). Mit dieser Annahme steht auch in Einklang, daß in späterer Zeit die Verbreitung des Opiums und sein Gebrauch als Genußmittel durch die Araber geschah. Nach den Forschungen von Flückiger und Hanbury [62]) wurde das Opium nach China durch die Araber gebracht, die schon im 9. Jahrhundert mit China Handel trieben. Doch begann das Opiumrauchen dort erst in der zweiten Hälfte des 17. Jahrhunderts. Auch Indien erhielt das Opium durch die Araber. Später versorgte Indien China mit Opium. Die Bestrebungen der chinesischen Regierung, die Einfuhr zu verhindern, um die schädlichen Folgen des Opiumgenusses zu unterdrücken, wurden von den Engländern in dem bekannten Opiumkrieg 1842 mit Erfolg bekämpft. Die Verbreitung des Opiumessens und Opiumrauchens hängt mit der Ausbreitung des Mohamedanismus zusammen, der den Genuß alkoholischer Getränke verbietet, an deren Stelle das Opium getreten ist.

---

[59]) Dioscorides, Materia medica, 4. Buch, 65. Kap. Ausgabe Kühn, 1. Bd. S. 555. 1829.

[60]) Od. IV. 84.

[61]) Buchholz, Homerische Realien, 1. Bd. 1. Abt. 1871. Das Land der Erember, S. 285.

[62]) Flückiger and Hanbury, Pharmacographia, a history of the principal drugs. London 1874. Opium S. 40.

Ob aber in der Tat bei einem arabischen Stamm zur homerischen Zeit das Opium bekannt war und als Genußmittel benutzt wurde, wird sich wohl niemals feststellen lassen, da jene Zeit für die Araber als vorhistorisch angesehen werden muß. Wenn man einerseits annehmen muß, daß der Opiumgenuß zur homerischen Zeit und auch später in Griechenland nicht in Gebrauch war, sondern die Kunde von einem solchen dorthin von auswärts gelangt ist, so hat man doch andererseits den Eindruck, daß Homer die so zutreffend geschilderten Wirkungen aus eigener Anschauung gekannt habe. Es besteht zunächst keine Hoffnung, darüber ins Klare zu kommen. Aber das mindert nicht das Interesse an dieser sachverständigen Schilderung, die mehr als zwei Jahrtausende lang die einzige ihrer Art geblieben ist.

4. Das Pfeilgift von Ephyre.

Unter den Pflanzen, die bei Homer mit Namen genannt werden, ist keine Giftpflanze enthalten. Zu jenen alten Zeiten scheint man die giftigen Kräuter gemieden und nicht beachtet zu haben, weil sie nicht einem bestimmten Zweck dienten. Auch unter den zahlreichen, von Woenig[63]) zusammengestellten Pflanzen des alten Ägypten findet sich keine giftige Pflanze, ebensowenig wurde eine solche dort zur Bereitung von Arzneien benutzt, wie sich namentlich aus den, im Glossar zum Papyrus Ebers benannten Arzneibestandteilen ergibt.

Die schlimmen Kräuter bei Homer[64]), die den Drachen in der Gebirgshöhle mit schrecklicher Wut erfüllen, sind keine Gifte, denn sie töten nicht. Nur in der Odyssee, nicht auch in der Ilias, ist an einer Stelle von einem männermordenden Pharmakon[65]) und an einer anderen von lebensvernichtenden Mitteln[66]) die Rede. An der ersteren Stelle erzählt Pallas Athene in der Gestalt des Taphierkönigs Mentes dem Telemachos von seiner Bekanntschaft mit Odysseus, den er zum ersten Male gesehen, als dieser aus Ephyre von Mermeros' Sohn Ilos zurückkehrend, in seinem, des Mentes, Hause als Gast verweilte. Odysseus sei zu Schiff nach Ephyre gegangen, das männermordende Gift zu holen, um damit die ehernen Pfeile zu bestreichen. Durch die persönliche Bekanntschaft mit Odysseus sucht der angebliche Mentes das Vertrauen des Telemachos zu gewinnen und begründet die Veranlassung, daß jener bei ihm eingekehrt sei, durch die Erzählung

[63]) Woenig, a. a. O. oben S. 10.

[64]) κακὰ φάρμακα. Il. XXII. 93—94.

[65]) φάρμακον ἀνδροφόνον. Od. I. 261.

[66]) θυμοφθόρα φάρμακα. Od. II. 328—330.

von der Reise nach Ephyre. Man könnte nun meinen, daß nicht nur diese Reise, sondern auch die Existenz des Pfeilgiftes erdichtet sei, daß man ein solches Gift damals in Griechenland nicht gekannt habe. In diesem Falle wäre Homer gleichsam der Erfinder dieses Pfeilgiftes. Aber die Fassung der Erzählung setzt das Gift als bekannt voraus, nicht nur bei Telemachos und den Freiern, sondern auch bei den damaligen Zuhörern oder Lesern der Odyssee. Man darf daher annehmen, daß es zur Zeit der Entstehung dieser Verse in Griechenland vergiftete Pfeile gegeben habe. Nur hat Homer nicht gewußt, aus welcher Pflanze das Pfeilgift in Ephyre bereitet wurde. Wir können uns aber doch darüber eine Vorstellung bilden, welche von den in Griechenland wachsenden Giftpflanzen für die Bereitung eines solchen Giftes geeignet war. Von allen, man kann sagen auf der ganzen Erde wachsenden giftigen Pflanzen sind nur sehr wenige für diesen Zweck brauchbar. Vergiftete Waffen wurden nur von Völkern niederer Kultur angewendet. Bei Homer tritt dem Gebrauch das Verbot der Götter als ethisches Moment entgegen, denn Ilos gab dem Odysseus das Gift nicht, weil er die ewigen Götter scheute, aber, sagt Mentes-Athene, mein Vater gab es ihm, denn er liebte ihn sehr.

Jetzt könnte man aus vielen giftigen Pflanzen Pfeilgifte herstellen, Damals mußten die einfachsten Verfahren zum Ziele führen, und dazu eigneten sich nur wenige giftige Pflanzen. Das Verfahren konnte nur darin bestehen, den ausgepreßten Saft oder einen wässerigen Auszug aus der Pflanze herzustellen, ihn durch Eindampfen oder Eintrocknen an der Luft zu einem konsistenten Extrakt einzudicken und dieses dann, wenn nötig, nach Zusatz eines Klebmittels, z. B. Pflanzengummi, auf die Pfeilspitze zu streichen und eintrocknen zu lassen.

An ein Pfeilgift müssen aber besondere Anforderungen gestellt werden, wenn es mit einiger Sicherheit den erwarteten Zweck erfüllen soll. Nachdem der Pfeil in den menschlichen oder tierischen Körper eingedrungen ist, muß das einverleibte Gift nicht nur im allgemeinen der Menge nach ausreichen, um den Tod herbeizuführen, sondern auch so beschaffen sein, daß es aus der Wunde rasch zu solchen Organen, wie namentlich das Gehirn und das Herz, hingeführt (resorbiert) wird, deren Vergiftung schnellen Tod bewirkt.

Zu den in Griechenland einheimischen, sehr giftigen Pflanzen, deren Extrakt aus diesem Grunde als Pfeilgift unbrauchbar ist, gehören namentlich der Gartenschierling (Conium maculatum L.), die Tollkirsche (Atropa Belladonna L.), der Alraun (Atropa Mandragora L.), das Bilsenkraut (Hyoscyamus niger L.) und die Herbstzeitlose (Colchicum autumnale L.). Der an sich sehr giftige Bestandteil der Zeitlose, das Colchicin, wird auch von einer Wunde aus im Organismus so langsam verbreitet, daß viele Stunden vergehen können, bis der Tod eintritt. Das Gift der Eisenhutarten (Aconitum L.) sowie das der weißen Nieswurz (Veratrum album L.) sind leicht veränderlich und würden bei der Herstellung des Pfeilgiftes ihre Wirksamkeit mehr oder weniger vollständig verlieren.

Unter Berücksichtigung der vorerwähnten Umstände ist es erklärlich, daß überall, wo in allen Weltteilen Pfeile und andere Waffen vergiftet werden, bis auf geringe Ausnahmen nur zwei Giftarten sich für diesen Zweck als geeignet erwiesen haben. Es sind das bekannte, für physiologische Forschungen wertvolle, amerikanische Pfeilgift Curare und die sogenannten Herzgifte, die in einer größeren Anzahl in Europa, Asien und Afrika einheimischer Pflanzen enthalten sind, chemisch sich verschieden verhalten, aber in bezug auf ihre Wirkung, die sich auf das Herz erstreckt, völlig untereinander übereinstimmen. Zu ihnen gehören auch die heilsamen Bestandteile des roten Fingerhutes (Digitalis purpurea L.). Diese Herzgifte sind haltbar und sehr wirksam. Es brauchen von ihnen nur sehr kleine Mengen, Bruchteile eines Milligramms, in das Herz des Menschen und selbst der größten Tiere zu gelangen, um durch Herzstillstand sicher und rasch den Tod herbeizuführen. Deshalb sind sie in Südasien, namentlich aber in Afrika bei den Eingeborenen als Pfeilgifte außerordentlich verbreitet. In seinen historisch-experimentellen Studien über das Pfeilgift stellt L. Lewin[67]) fest, daß in Afrika bei mehr als 20 verschiedenen Volksstämmen und außerdem in einigen größeren Volksbezirken, wie in Togo und in Binnenafrika, die Pfeilgifte fast oder ganz ausnahmslos diesen Herzgiften angehören, die dort in Akokanthera- und Strophantusarten enthalten sind und reichlich zur Verfügung stehen. Ob noch andere Giftpflanzen neben diesen zum Vergiften von Pfeilen dienen, hat L. Lewin nicht mit Sicherheit ermitteln können. In Südasien scheint bei den Einwohnern von Malakka zusammen mit dem von Antiaris toxicaria Lesch. stammenden Herzgift auch ein strychninhaltiges Pflanzenprodukt gebraucht zu werden. So erscheint es von vornherein wahrscheinlich, daß man für das Pfeilgift von Ephyre unter solchen Pflanzen zu suchen hat, welche diese Herzgifte enthalten. Es kommen dabei in Griechenland 6 Pflanzengattungen in Betracht, die zusammen mit 23 Arten vertreten sind.

Davon hat man in 9 Arten Herzgifte direkt nachgewiesen. Es sind: die Maiblumen (Convallaria majalis und C. polygonatum L.), die Adonisröschen (Adonis vernalis L. und A. cupaniana L.), ferner die Meerzwiebel (Urginea oder

---

[67]) L. Lewin, Die Pfeilgifte. 1. Teil. Separatabdruck aus Virchows Arch. f. path. Anat. u. Physiol. 136. Bd. S. 83—126. II. Teil, ebenda S. 403—443. 1894.

Scilla maritima L.), der Oleander (Nerium Oleander L.) und endlich die schwarze Nieswurz (Helleborus niger L.) und die stinkende oder orientalische Nieswurz (Helleborus foetidus L., Var. cyclophyllus A. Br.; H. orientalis S. u. Sm.). Auch der gelbe Fingerhut (Digitalis lutea L.) kommt in Betracht, während der rote in Griechenland zu fehlen scheint.

Manche andere Arten der genannten Gattungen enthalten wahrscheinlich ebenfalls Herzgifte. Aber von diesen und den meisten der genannten Arten weiß man im Volke auch jetzt nicht, daß es Giftpflanzen sind. Im Altertum sind sie unbeachtet geblieben und noch weniger hat man damals von ihren giftigen Eigenschaften gewußt. Digitalis läßt sich auch bei Dioscorides und Plinius noch nicht nachweisen. Von der Maiblume[67]) erfahren wir durch Dioscorides[68]), daß man die Wurzel auf Wunden legt und daß der Geschmack der Blätter dem der Quitten- oder Granatäpfel ähnlich ist. Das Adonium (Adonis) wurde nach Plinius[69]) als Kranzblume angebaut. Bei Dioscorides wird es nicht genannt.

Daß die Meerzwiebel bei der innerlichen arzneilichen Anwendung auch gesundheitsschädlich sein kann, hat man schon früh erkannt. In der hippokratischen Schrift: Diät bei akuten Krankheiten II, die nicht dem Hippokrates zugeschrieben wird, findet sich unter den Bestandteilen einer Latwerge für den innerlichen Gebrauch auch die Meerzwiebel angegeben. Sie muß aber vorher wiederholt mit Wasser ausgekocht werden, was offenbar den Zweck hat, sie von dem schädlichen Bestandteil zu befreien[70]). Dioscorides schreibt ebenfalls vor, daß man die Meerzwiebel mit Wasser auskochen soll, bis das Wasser nicht mehr bitter und scharf schmeckt; oder man soll sie in Teig oder Lehm gewickelt vollkommen gar braten, sonst sei sie bei innerlichem Gebrauch schädlich. Daß das appetitlich aussehende „Fleisch" der Zwiebel ungenießbar ist, wußte man jedenfalls schon lange vor ihrer arzneilichen Anwendung. Aber vor ihrer eigentlichen Giftigkeit spricht auch Theophrast nicht.

Die Anwendung der Meerzwiebel als Pfeilgift erscheint demnach ausgeschlossen, abgesehen davon, daß ein wässeriger Auszug aus ihr nur sehr wenig Gift enthält. Entgegen der Ansicht von Viktor Hehn, daß der Oleander in der Zeit zwischen Theophrast und den letzten Zeiten der römischen Republik nach Griechenland gekommen sei, nimmt man jetzt namentlich auf Grund fossiler Funde in Europa an, daß er in Griechenland einheimisch sei. Bei Theophrast ist er neuerdings von

---

[68]) πολυγόνατον. Dioscorides. Mat. med. 4. Buch, 6. Kap. a. a. O. S. 509.

[69]) Plinius, Natur. hist. XXI. 34. a. a. O. vol. III. p. 265.

[70]) De diaeta in acutis, spur. Kap. 63. Fuchs, 3. Bd. S. 59.

Bretzl[71]) als Daphne, welche mit Haarkrönchen bewehrte Samen hat, nachgewiesen. Immerhin ist es auffallend, daß ein so stattlicher mit seinem reichen Blütenschmuck leicht in die Augen fallender Strauch, dessen Büsche auf dem griechischen Festlande und den jonischen Inseln in reicher Fülle gedeihen[71]), in der Zeit vor Dioscorides und Plinius so wenig genannt wird. Ob man seine Giftigkeit zur Zeit der Abfassung der Odyssee gekannt hat, erscheint zweifelhaft. Er enthält 2—3 verschiedene Herzgifte, von denen ein Teil in Wasser unlöslich ist. Ein bloß mit Wasser bereitetes Extrakt würde als Pfeilgift wahrscheinlich unbrauchbar sein. Wir können daher auch den Oleander beiseite lassen.

Demnach bleibt für das Pfeilgift von Ephyre nur eine Spezies der Pflanzengattung Helleborus L. übrig. Zwar findet sich bei Homer keine direkte Angabe über eine Pflanze, die als eine Helleborusart gedeutet werden könnte, aber mancherlei Umstände sprechen dafür, daß schon in sehr früher Zeit in Griechenland mit dem Namen Helleboros oder Elleboros auch eine Pflanze dieser Art bezeichnet wurde und daß ihr Name mit einer Sage verbunden war. Man unterschied einen schwarzen und weißen Helleboros. Theophrast[72]) erzählt, daß der schwarze auch herausgeschnittenes Melampodium (Ektomon Melampodion) genannt werde, nach jenem, der ihn zuerst (aus dem Boden) herausgeschnitten und (seine Wirkung) entdeckt habe. Gemeint ist der Seher Melampus, welcher der Heroenzeit angehört[73]). Dioscorides[74]) sagt, der schwarze Helleboros werde Melampodium genannt, weil man vermutet, Melampus, ein Ziegenhirt, habe damit als erster die rasenden Töchter des Proitos abgeführt und geheilt. Die Sage setzt also die Entdeckung der heilsamen Wirkungen des Helleboros in die frühe Zeit, in der noch die Hirten als heilkundig galten, zugleich aber auch mit Melampus und Asklepios das Heroenzeitalter der Heilkunde begann. Mag auch die Sage in viel späterer Zeit entstanden sein[75]), so deutet doch die Wahl des Helleboros als Heilmittel darauf hin, daß man damals annahm, der Helleboros sei schon in sehr alter Zeit als Heilmittel gebraucht. Er wird daher wohl auch in der homerischen Zeit bekannt gewesen sein. Damit ist aber nicht entschieden, daß in altgriechischer Zeit auch eine Spezies der Gattung Helleboros L. bekannt war.

Man nimmt jetzt ziemlich allgemein an, daß unter schwarzem

---

[71]) Bretzl, Botanische Forschungen des Alexanderzuges. Leipzig 1903. S. 261 u. 361, Anmerkung 19.

[72]) Theophrast, Hist. pl. 9. 10. 4.

[73]) Vgl. Eckermann, Melampus und sein Geschlecht. Göttingen 1840.

[74]) Dioscorides, Mat. med. IV. 149. a. a. O. S. 630.

[75]) Der Name Ektomon kommt schon in den hippokratischen Schriften vor: τῆς πόλης τοῦ ἐκτόμου. De natura muliebri, Kap. 109. Littré, t. VII. p. 426/428.

Helleboros die Art Helleborus orientalis Lam. (H. officinalis Smith; H. cyclophyllus A. Br.), unter weißem Veratrum album L. zu verstehen sei. Aber die Beschreibungen bei Theophrast, Dioscorides und Plinius, auf die man sich dabei stützt, bieten keine ganz sichere Grundlage für diese Annahme. So z. B. stimmen die für den schwarzen Helleboros angeführten Merkmale zum Teil mit denen einer Helleborusart und zum Teil mit denen von Veratrum und umgekehrt überein oder sie sind für keine der beiden Arten zutreffend[76]).

Wenn wir uns für die Beantwortung der hier in Rede stehenden Frage nach weiteren tatsächlichen Grundlagen umsehen, so müssen wir diese vor allem in den hippokratischen Schriften suchen. Die hier sich findenden Angaben über den Helleboros sind nicht überlieferte, volkstümliche Anschauungen und sagenhafte Erzählungen, sondern beruhen auf Beobachtungen und Erfahrungen, die bei seiner Anwendung als Arzneimittel gemacht sind. Allerdings fehlt in diesen Schriften jede Andeutung über die äußere Beschaffenheit der angewandten Arzneipflanzen, auch des Helleboros, nur ihre Namen werden genannt, und diese lassen nicht auf die Pflanzenart schließen. In bezug auf die Anwendung in Krankheiten und die erwarteten Wirkungen hat es den Anschein, als handle es sich bei beiden Helleborosarten um ein und dasselbe einheitliche Mittel[77]). Aus den angeblichen Heilerfolgen läßt sich ebenfalls kein Schluß auf seine Natur ziehen. Für die Beurteilung, was in den hippokratischen Schriften unter Helleboros zu verstehen sei, bleiben somit nur die bei seiner Anwendung direkt beobachteten und beschriebenen Wirkungen übrig.

Am häufigsten wird der Helleboros als Brechmittel angewendet, nächstdem als Abführmittel, zuweilen als Mittel, um für Heilzwecke Niesen hervorzurufen; dann werden helleboroshaltige Pessare bei Frauenkrankheiten als stark beißend bezeichnet, wenn von dem schwarzen Helleboros ziemlich viel genommen wird[78]). Die Kombination dieser Wirkungen ist charakteristisch für das Veratrum album, auch wenn die Wirkung, wie an dieser Stelle, dem schwarzen Helleboros zugeschrieben wird. Unter den stark wirkenden Brech- und Abführmitteln spielt in den hippokratischen Schriften das Veratrum album L. die Hauptrolle.

Andere, meist zufällig nach der Anwendung von Helleboros be-

[76]) Vgl. Theophrast, Hist. plant. 9. 10. 1. Dioscorides, IV. 148 u. 149. a. a. O. S. 626 u. 630.

[77]) An 69 Stellen, an denen in den hippokratischen Schriften von Helleboros die Rede ist, heißt es 45 mal einfach Helleboros, 13 mal schwarzer Helleboros, 2 mal Ektomon statt schwarzer Helleboros, 3 mal weißer Helleboros, 5 mal wird das Verbum helleborisieren (ἐλλεβορίζειν) gebraucht und 1 mal ist vom Helleborostrank die Rede (ἐλλεβοροποσίη).

[78]) De sterilitate. Littré, t. VIII p. 442. Kap. 230. Fuchs, 3. Bd. S. 610. Kap. 18.

obachtete Wirkungen sind nicht mit denen des Veratrum vereinbar, sondern können mit Gewißheit auf ein Herzgift bezogen werden, und zwar in diesem Falle auf eine Helleborusart, da von den, oben S. 16 u. 17 genannten, Herzgifte enthaltenden Pflanzen keine in Betracht kommt. Nur die Meerzwiebel wurde in jener Zeit als Arzneimittel angewendet, aber damals und später in Zubereitungsformen und Gaben, bei denen eine Wirkung nicht eintreten konnte[79]). Deshalb blieb die Herzwirkung der Meerzwiebel bis vor etwa 50 Jahren unbekannt. Die Wirkung der arzneilichen Gaben dieser Herzmittel, wie der Digitalis, machen sich ohne eine, auf der Kenntnis ihrer Wirkung gegründete Untersuchung nicht bemerkbar. Größere Gaben verursachen, wie oben S. 16 erwähnt, den Tod durch Herzstillstand, bei dessen Eintritt wie bei der Erstickung Krämpfe auftreten. Krämpfe und Erstickungserscheinungen nach Helleboros werden von den Hippokratikern scharf hervorgehoben. Es heißt da: Krampf nach Helleboros ist unheilvoll[80]); Helleboros ist für Leute mit gesundem Körper gefährlich, denn er verursacht Krampf[81]); bei Lagerung des Uterus nach dem Oberleib bekommt die Kranke Erstickungsanfälle, wie unter dem Einfluß von Helleboros[82]). Dabei werden Erbrechen und Durchfälle nicht genannt, die nach Veratrum album unfehlbar auftreten. Auch eine Warnung vor der Anwendung des Helleboros bei innerlicher Vereiterung muß auf eine Helleborosart und nicht auf Veratrum album bezogen werden. Sie lautet: die Anwendung werde nichts nützen, wenn aber dem Betreffenden dabei etwas zustoßen sollte, so wird es den Anschein haben, daß der Helleboros die Ursache sei[83]). Hier sind offenbar Gefahren gemeint, die nicht mit den abführenden Wirkungen des Helleboros zusammenhängen. Die Hippokratiker sind aber auch der Meinung, daß eine übermäßige abführende Wirkung lebensgefährlich werden kann. Kranke mit anhaltendem Fieber, welche an den ungeraden Tagen der Krankheit stark purgiert werden, seien „überpurgiert“, viele auch gestorben[84]). In dieser Weise wirken in der Tat größere Gaben von Veratrum album. Nur ist die Todesursache nicht die Folge der übermäßigen Durchfälle, sondern der Lähmung verschiedener, für das Leben notwendiger Funktionsgebiete des Gehirns,

---

[79]) Vgl. oben S. 17.

[80]) Επὶ ἐλλεβόρῳ σπασμὸς, ὀλέθριον. Praenotiones Coacae 556. Littré, t. V, p. 410.

[81]) Ἐλλέβορος ἐπικίνδυνος τοῖσι τὰς σάρκας ὑγιέας ἔχουσι, σπασμὸν γὰρ ἐμποιέει. Aphorismi IV. 16. Littré, t. IV. p. 506.

[82]) πνίγεται ὡς ὑπὸ ἐλλεβόρου. De morbis mulierum II, Kap. 126. Littré, t. VIII. p. 270.

[83]) καὶ ἢν τι πάθῃ, αἴτιον δόξει εἶναι ὁ ἐλλέβορος. De diaeta (victu) in acutis, Appendix. Kap. 16. Littré, t. II. p. 476. Fuchs, Kap. 40 (spuria). 3. Bd. S. 50.

[84]) De morbis IV. Littré, t. VII. p. 574. Kap. 47. Fuchs, 1. Bd. S. 257. Kap. 46.

was man damals nicht wußte. Die Durchfälle spielen bei dieser lebensgefährlichen Vergiftung nur eine Nebenrolle. Wenn demnach die Hippokratiker die Erfahrung gemacht haben, daß der Helleboros einerseits Erbrechen und Durchfälle ohne Krämpfe, andererseits umgekehrt lebensgefährliche Krämpfe ohne Erbrechen und Durchfälle verursacht, so erscheint es auf den ersten Blick auffallend, daß das Mittel in allen Fällen ohne Rücksicht auf diese Verschiedenheit angewendet wird. Der gleiche Name hat dazu verleitet, die gleiche Wirkung vorauszusetzen, und das finden wir bis vor kurzem noch in unserer Zeit. Sachs und Dulk[85]) nennen die weiße Nieswurz noch Helleborus albus, fügen aber den botanischen Namen Veratrum album L. hinzu. Vom Helleborus niger L. sagen sie: „Die Wirkungen des schwarzen Helleborus sind der Art nach dieselben, dem Grade nach schwächer, als die des weißen". Im wesentlichen das gleiche wiederholt 28 Jahre später Oesterlen[86]). Erst die pharmakologischen Untersuchungen der letzten 4—5 Dezennien haben diese Auffassung beseitigt.

Wir können nicht nur annehmen, daß in der hippokratischen Zeit eine Spezies der Gattung Helleborus L. bekannt war, sondern dürfen weiter schließen, daß die Kenntnis des schwarzen Helleboros älter ist, als die der weißen Nieswurz, des Veratrum album. Diese letztere Pflanze ist in Griechenland sehr selten. Theophrast sagt, der schwarze Helleboros wachse allenthalben, der weiße an wenigen Stellen[87]). Fraas[88]), der sich 8 Jahre in Griechenland aufgehalten und „oft wiederholte botanische Exkursionen" ausgeführt hat, gibt an, daß weder er noch einer der von ihm in der Einleitung seines Buches genannten Botaniker, deren Sammlungen griechischer Pflanzen ihm zu Gebote standen, Veratrum album oder nigrum in Griechenland fanden, obwohl Sibthorp sie beide in Laconiae montibus angibt. Auch v. Halácsy[89]) führt für das Vorkommen von Veratrum album L. nur Epirus und Thessalia an. Es erscheint daher unwahrscheinlich, daß das Veratrum in der frühen altgriechischen Zeit bekannt war und daß man seine erste Anwendung als Arzneimittel der Sage nach in die Heroenzeit des Melampus zurückverlegt hat (vgl. oben S. 18).

Es gibt noch weitere Anhaltspunkte, welche die Annahme zu

---

[85]) Sachs und Dulk, Handwörterbuch der praktischen Arzneimittellehre. 2. Teil. 2. Abt. 1833. Artikel Helleborus albus und H. niger.

[86]) Oesterlen, Handbuch der Heilmittellehre. 1861.

[87]) Theophrast, Hist. plant. 9. 10. 3.

[88]) Fraas, Synopsis plantarum florae classicae; nach autoptischer Untersuchung im Florengebiet. München 1845. S. 284.

[89]) v. Halácsy, Conspectus Florae Graecae. Lipsiae 1901—1904. Vol. 3. p. 279.

bestätigen geeignet sind, daß das Veratrum L. erst später, etwa zu Anfang der hippokratischen Zeit, ohne Verknüpfung mit einer Sage als Arzneimittel Anwendung gefunden hat.

Der Asklepiade Ktesias, welcher Leibarzt des Königs Artaxerxes II. und ein jüngerer Zeitgenosse des Hippokrates war, erzählt, daß man zu den Zeiten seines Vaters und Großvaters den Helleboros nicht angewendet habe, da man seine Mischungs-, Maß- und Gewichtsverhältnisse nicht kannte, nach welchen er angewendet werden müßte. Der Kranke sei darauf gefaßt gewesen, daß er bei der Anwendung dieses Mittels eine große Gefahr liefe. Von solchen, die es einnehmen, unterlägen viele, wenige genesen. Jetzt erscheine die Anwendung sicherer[90]). Die Gefahren bei der Anwendung des Helleboros, die hier geschildert werden, und der Mangel einer sicheren, gefahrlosen Dosierung stimmen vollständig mit dem Charakter der Wirkungen eines Herzmittels überein, von denen bereits oben (S. 16 u. 20) die Rede war. Für unser berühmtes, eingehend durchforschtes Herzmittel, die Digitalis, sucht man noch heute nach einer Grundlage für ihre sichere arzneiliche Dosierung. Die Angaben von Ktesias können sich nur auf eine Helleborusart und nicht auf Veratrum beziehen. Bei diesem ist die Dosierung nicht schwierig und die Gefahren lassen sich leicht vermeiden. Schwere Vergiftungen durch Veratrum album verlaufen stets unter heftigem Erbrechen und starken Durchfällen. Besonders das Erbrechen kann durch geeignete Gaben ohne Gefahr für das Leben hervorgerufen werden. Welche Mengen des Mittels dazu gerade ausreichen, lehrt die Erfahrung. Von der Größe der Gaben des Helleboros ist in den hippokratischen Schriften wiederholt die Rede.

Es wird vorgeschrieben, von der Chamaileonwurzel soviel zu nehmen, als man für einen Helleborostrank braucht;[91]) man gebe einmal im Monat soviel Helleboros zu trinken, als man mit zwei Fingern fassen kann.[92]) Ferner: man koche drei Finger voll zerstoßenen schwarzen Helleboros mit Honig zum Einnehmen.[93]) In einem Falle heißt es: Bei Quartanfieber sollen beim zweiten Anfall sofort von den Wurzeln des weißen Helleboros Stücke in der Länge von drei Fingern gegeben werden.[94])

Diese Angaben können nur auf Veratrum L., nicht auf eine Helleborusart bezogen werden, obgleich dabei entsprechend dem oben

---

[90]) Nach einem bei Oribasius erhaltenen, von Littré (a. a. O. t. 1. p. 69) angeführten Fragment aus den Schriften des Ktesias. In der Sammlung der Fragmente des Ktesias von C. Müller, als Anhang zu Dindorfs Ausgabe von Herodoti historiarum libri IX, Paris 1844, finden sich die medinischen Fragmente nicht.

[91]) De natura muliebri, Kap. 32. Littré, t. VII. p. 348. Fuchs, 3. Bd. S. 345.

[92]) De morbis, Kap. 48. Littré, t. VII. p. 74. Fuchs, 2. Bd. S. 440.

[93]) De natura muliebri, Kap. 109. Littré, t. VII. p. 426/427. Fuchs, 3. Bd. S. 389.

[94]) De morbis, Kap. 43. Littré, t. VII. p. 60. Fuchs, 2. Bd. S. 434.

(S. 19) Gesagten ein Unterschied zwischen weißem und schwarzem Helleboros nicht gemacht wird.

Die Gefahr der Vergiftung durch Veratrum ist auch dann nicht groß, wenn die gewöhnlichen Gaben zufällig überschritten werden. In solchen Fällen wird durch das sehr bald eintretende Erbrechen der größte Teil des Giftes entleert, bevor es in das Blut übergehen und die obengenannten tödlichen Wirkungen hervorbringen kann.

Das wußte schon der berühmte alexandrinische Arzt und Anatom Herophilos, von dem Plinius[95]) erzählt, er habe den Helleboros mit einem tapferen Feldherrn verglichen, der, nachdem er im Innern alle in Bewegung gesetzt, selbst unter den ersten ausrücke.

Da das Veratrum album in Griechenland sehr selten vorkommt (vgl. oben S. 21), so mußten die griechischen Ärzte das Mittel wahrscheinlich von auswärts beziehen. Vielleicht beruht der Ruf von Antikyra als Helleboroskurort darauf, daß man sich dort das Mittel leichter als anderswo zu verschaffen wußte.

Von der Gattung Helleborus L. finden sich in Griechenland nur zwei Arten, der bereits (oben S. 19) genannte Helleborus orientalis Lam. (H. cyclophyllus R. Br.) und der H. niger L. Dieser letztere ist dort sehr selten, so daß als Arzneimittel und Pfeilgift nur der erstere in Betracht kommt, der sich sowohl als Herzgift als auch seiner großen Wirksamkeit wegen gut zum Vergiften von Waffen eignet. Nach den Untersuchungen von C. D. v. Schroff (1859) ist Helleborus orientalis, „als wahrer Repräsentant der Helleboruswirkung“, die bei weitem wirksamste Helleborusart. Wahrscheinlich hat man seine große Giftigkeit schon in der vorhomerischen Zeit kennen gelernt und daraus die Veranlassung entnommen, aus diesem Kraut das Pfeilgift zu bereiten, nachdem man, wie oben (S. 22) erwähnt, bei seiner arzneilichen Anwendung schlechte Erfahrungen gemacht hatte.

Wenn es die thesprotische Stadt Ephyre in Epirus ist, wohin Homer den Odysseus gehen läßt, um das Pfeilgift zu holen, so fand sich gerade in dieser Gegend der Helleborus orientalis Lam. in reichlicher Fülle, wie an keinem anderen Orte in Griechenland. v. Halácsy nennt für diesen Helleborus zahlreiche Standorte in Griechenland, hebt aber ganz besonders sein massenhaftes Vorkommen in den epirotischen und thessalischen Bergen hervor, wo jener oft ausgedehnte Flächen bedeckt[96]). Dieser Umstand ist vielleicht geeignet, die Annahme zu stützen, daß Ephyre in der Tat in Epirus

---

[95]) Plinius, Hist. nat. XXV. 23. a. a. O. vol. IV. p. 82. Übersetzung von Wittstein, 4. Bd. S. 302.

[96]) v. Halácsy sagt: Vulgatissime in Pindi epirotici et thessalici montibus omnibus, ubi in regione sup. saepe areas extensas obtegit. a. a. O. vol. I. p. 29. 1901.

und nicht, wie man auch angenommen hat, in Elis zu suchen ist. In Elis scheint Helleborus nicht vorzukommen. Für den ganzen Peloponnes führt v. Halácsy überhaupt nur einen Standort für H. cyclophyllus (H. orientalis) an, den Berg Olenos.

Direkte Nachrichten über die Anwendung von Giften zum Vergiften von Pfeilen sind auch in späterer Zeit spärlich. Theophrast[97]) sagt: in Ägypten gibt es eine todbringende Wurzel, mit der man die Pfeile bestreicht. Daß es sich in diesem Falle um ein Herzgift gehandelt habe, läßt sich aus dem Umstand vermuten, daß im Sudan, der wohl zum alten ägyptischen Äthiopien gerechnet werden kann, noch in unserer Zeit Pfeile benutzt werden, an deren Spitzen E. Harnack (1884) ein Herzgift nachweisen konnte. Hier handelt es sich aber nicht um Helleborus. Die einzige Stelle, an welcher von Helleborus als Pfeilgift die Rede ist, findet sich bei Plinius[97]), welcher berichtet, daß die Gallier ihre Jagdpfeile mit Helleborus bestreichen[98]).

Der Helleboros hat eine eigenartige Geschichte, die mit der Sage vom Melampus beginnt und erst in unserer Zeit ihren Abschluß findet. Wir können sie uns etwa in folgender Weise rekonstruieren. In der Nachbarschaft der alten Kultstätte Dodone fand sich reichliche Gelegenheit, die Wirkungen des in den epirotischen Bergen weite Flächen bedeckenden Helleborus orientalis Lam. (H. cyclophyllus R. Br.) an Ziegen zu beobachten und den auffallenden Umstand kennen zu lernen, daß er im Gegensatz zu anderen Pflanzen im Winter blüht. An Ziegen und Schafen traten zuerst nur Durchfälle auf und dies gab Veranlassung, den Helleboros auch an Menschen in den verschiedensten Krankheiten als Abführmittel anzuwenden. Sein Ruf verbreitete sich weithin, wahrscheinlich durch die Pilger, welche nach Dodone kamen, um aus dem Rauschen der heiligen Eiche und dem Murmeln der an ihrem Fuße entspringenden Quelle den Willen und die Ratschläge des Zeus zu erfahren. Von diesem Teil der Geschichte blieb nur die dunkle Sage vom Melampus und der Name Melampodium fortbestehen. Allmählich machte man die Erfahrung, daß er ein ganz unsicheres Abführmittel ist und oft ohne vorherige abführende oder andere Wirkungen schwere Vergiftungen und selbst den Tod herbeigeführt, so daß man infolgedessen seine Anwendung aufgab, wie es Ktesias berichtet. Der letztere fügt aber hinzu, daß zu seiner Zeit die Anwendung sicherer erscheine. Diese Bemerkung deutet auf die inzwischen erfolgte Anwendung des Veratrum album an Stelle des Helleborus orientalis Lam.

[97]) Plinius, Nat. hist. XXV, 25. a. a. O. vol. IV. p. 83. Übersetzung von Wittstein, a. a. O. S. 303/304.

[98]) Weiteres über Pfeilgifte in Europa bei L. Lewin, a. a. O. S. 87—94.

hin. Dieser weiße Helleboros erwies sich als ein sichereres und gefahrloseres Abführmittel als der schwarze, das Melampodium, und eignete sich besonders auch als Brechmittel. Aber zu einer schärferen Unterscheidung der Wirkungen beider kommt es im Verlaufe der vielen Jahrhunderte bis vor wenigen Jahrzehnten unserer Zeit nicht, wie oben auseinandergesetzt ist.

Eine weitere Verbreitung als Pfeilgift hat der Helleboros in Griechenland nicht gefunden. Dagegen bildet das Gift von Ephyre den Ausgangspunkt für die Giftlehre im allgemeinen. Aus der Bezeichnung toxikon Pharmakon für das Bogen- und Pfeilgift ist für Gift das Wort Toxikon entstanden. Jetzt nennen wir die Lehre von den Giften Toxikologie. Homer erzählt, daß die Freier befürchteten, Telemachos werde nach Ephyre gehen, von dort das lebenvernichtende Gift[99]) zu holen, um es ihnen in den Weinkrug zu schütten und sie zu verderben. Hier findet sich anscheinend zum erstenmal in der griechischen Literatur der Hinweis auf den Giftmord. Später spielen die Gifte in Griechenland in verschiedener Richtung eine bedeutende Rolle. Statt des bescheidenen Giftes von Ephyre, das an Pfeilspitzen haftend gegen Tiere und wohl auch Menschen abgeschossen wurde, werden gegenwärtig ungeheuere Massen furchtbarer Gifte, in Bomben und Granaten gefüllt, mit gewaltiger Kraft gegen die Feinde geschleudert. Das ist unzweifelhaft ein großartiger Fortschritt, aber in welchem Sinne?

5. Das Moly.

Die schlimmen Kräuter[100]), mit denen Kirke Bergwölfe und Löwen bezauberte, oder die unheilvollen Mittel[101]), durch die sie die Gefährten des Odysseus in Schweine verwandelte, sowie das andere Mittel[102]), mit welchem sie von Odysseus gezwungen die Schweine bestrich, um sie zurück zu verwandeln, alle diese Zaubermittel bieten kein sachliches, sondern nur ein poetisches Interesse, weil der Dichter dabei sicher nicht an bestimmte Kräuter oder Kräuterzubereitungen gedacht hat und deshalb keinerlei Andeutungen über ihre äußere Beschaffenheit macht. Anders liegt die Sache bei dem Kraut Moly.

Als Odysseus von Eurylochos vernahm, daß seine, zur Kundschaft ausgesandten Gefährten in das Haus der Kirke eingetreten, aber nicht wieder herausgekommen waren, machte er sich mit Schwert, Bogen

---

99) Od. II. 328—330.

100) κακὰ φάρμακα. Od. X. 213.

101) φάρμακα λύγρα. X. 236. φάρμακον οὐλόμενον. X. 394.

102) φάρμακον ἄλλο. X. 392.

und Köcher bewaffnet auf den Weg, um nach ihnen zu sehen. Vor dem Palast der Kirke begegnet ihm Hermeias in Gestalt eines blühenden Jünglings und teilt ihm mit, daß seine Gefährten bei der Kirke eingesperrt seien und gleich wie Schweine sich in dichtverschlossenen Ställen befinden. Er meint, Odysseus selbst werde nicht zurückkehren, sondern wie die anderen dort bleiben. Doch wolle er ihn retten und ihm ein trefflich heilsames Pharmakon[103]) geben, mit dem er in das Haus der Kirke gehen soll und das den unheilvollen Tag von ihm abwenden werde. Nachdem Hermeias den Odysseus noch darüber belehrt hat, wie dieser sich den Zauberkünsten der Kirke gegenüber zu verhalten und was er zu tun habe, um seine Gefährten zu erlösen, gab er ihm das Pharmakon, nachdem er es aus der Erde gerissen, und erklärte ihm die Beschaffenheit desselben. Die Wurzel war schwarz, der Milch vergleichbar die Blüte[104]), Moly nennen es die Götter; schwer auszugraben sei es den sterblichen Menschen, doch die Götter vermögen alles.

Diese bestimmten Angaben über die äußere Beschaffenheit des Moly, wie sie sich bei keinem anderen Pharmakon finden, schließen die Ansichten aus, daß es, wie Lenz[105]) meint, eine bloße Dichterphantasie oder nach der Auffassung anderer ein allegorisches Gebilde oder mythisches Kraut sei[106]). Deshalb hat man schon frühe versucht, das Moly auf eine bestimmte Pflanze zu deuten. Theophrast[107]) berichtet, das Moly in der Umgegend von Pheneos und in der Kyllene sei, wie man sagt, dem ähnlich, von welchem Homer spricht; es habe eine rundliche, der Zwiebel ähnliche Wurzel und ein Blatt gleich der Scilla, lasse sich aber nicht so schwer ausgraben, wie Homer sagt. Im Anschluß an diese Erzählung sprachen sich Dioscorides[108]), Sibthorp, C. Sprengel, Euchholz und Buchholz[106]) für eine Zwiebelart aus, C. Sprengel für Allium nigrum L., Euchholz und Buchholz für Allium Victorialis L.[106]). Linné hat eine gelbblühende Zwiebelart Allium Moly genannt.

Die Angabe, daß die Blüte des Moly ähnlich der Milch sei, steht nicht in Einklang mit dem Aussehen der Blüten der genannten Alliumarten. Von den Blüten- oder Perigonblättern des Allium nigrum L.

---

[103]) φάρμακον ἐσθλόν. Od. X. 287.

[104]) ῥίζῃ μὲν μέλαν ἔσκε, γάλακτι δὲ εἴκελον ἄνθος. X. 304.

[105]) Lenz, Botanik der alten Griechen und Römer. 1859. S. 296. Anm. 609.

[106]) Buchholz, Die homerischen Realien. 1. Bd. 2. Abt. Pflanzenreich. S. 216. 1873.

[107]) Theophrast, Hist. plant. 9. 15. 7.

[108]) Dioscorides, Mat. med. III. 47. a. a. O. S. 395.

sagt Regel[109]), sie seien weiß, auf der Rückseite grün[110]), die des Allium Victorialis L. weiß oder blaßweiß[111]). Diese Blütenblätter sind dünn und durchschneidend, etwa wie dünnes, völlig weißes, aber angefeuchtetes Papier; die Oberfläche der Milch erscheint dagegen wie weiß lackiert. Wir müssen uns daher statt einer Zwiebelart nach einer anderen Pflanze für das Moly umsehen. Das Moly war nur den Göttern bekannt, von ihnen mit diesem Namen benannt, ihnen allein gleichsam zuständig und den Menschen entzogen. Etwas Ähnliches betrifft das Pfeilgift von Ephyre. Als Athene, in der Gestalt des Mentes, dem Telemachos erzählt, daß Ilos dem Odysseus das männermordende Pharmakon nicht gab, fügt sie hinzu: aber mein Vater gab es ihm, denn er liebte ihn unbändig[112]). Athene fühlt sich dabei nicht als der sterbliche Mentes, sondern als die ewige Göttin, die selbst sowie ihr angeblicher, aber ebenfalls unwillkürlich als unsterblich gedachter Vater über das Gift verfügen durften. Diese Beziehungen der Götter zum Moly und dem Ephyregift gestatten den Schluß, daß auch das erstere ein giftiges Kraut war. Die Giftigkeit, die schwarze Wurzel, die weiße Blüte, die Schwierigkeit beim Ausgraben, alle diese für das Moly geforderten Merkmale finden sich bei der Christrose, dem Helleborus niger L., dessen Kelchblätter auf der oberen Seite weiß, aber nicht durchscheinend sind und sich mit Milch vergleichen lassen. Dagegen hat der bei dem Pfeilgift von Ephyre genannte Helleborus orientalis einen grünen Kelch. Der Wurzelstock beider Arten ist zwar kurz, hat aber lange Nebenwurzeln, die beim Ausgraben leicht abreißen und in der Erde zurückbleiben. Das meint offenbar Homer, wenn er sagt, das Moly sei schwer auszugraben. Theophrast[113]) berichtet, daß man vom Helleboros die unteren dünnen Wurzeln nimmt, der obere, dickere kopfförmige Teil sei unbrauchbar. Homer hat vielleicht schon von dem auf Melampus zurückgeführten Gebrauch des Helleboros als Heilmittel gewußt. Da für diesen Zweck im früheren griechischen Altertum fast nur die Wurzeln der Pflanzen für arzneiliche Zwecke dienten, so hatte Homer Veranlassung, das Ausgraben, wenn es, wie beim Helleborus, mit Schwierigkeiten verbunden ist, besonders zu erwähnen. Das Ausgraben, das Sachkenntnis erforderte, haben zu seiner Zeit vermutlich die kräuterkundigen Ärzte[114]), später die Wurzelgräber oder Wurzelschneider (Rhizotomen) ausgeführt.

---

109) Regel, Alliorum adhuc cognitorum monographia. Petropolis 1875.

110) Sepalis albis basi dorsoque viridibus. Regel, a. a. O. S. 35.

111) Sepalis albis v. ochroleucis. Regel, a. a. O. S. 170.

112) Od. I. 262—264. Vgl. oben S. 14.

113) Theophrast, Hist. plant. 9. 8. 4.

114) ἰητροὶ πολυφάρμακοι. Il. XVI. 28.

Mancherlei andere Umstände mögen dazu beigetragen haben, daß Homer für sein Moly den Helleborus niger L. wählte. Dazu gehört auch die Eigentümlichkeit, daß er, wie es vom H. orientalis bereits erwähnt ist (oben S. 24), mitten im Winter blüht, was ihm bei uns den Namen Schnee- oder Christrose eingetragen hat. Auch das seltene Vorkommen dieser weißblühenden Helleborusart in Griechenland, im Vergleich zu der genannten, weit verbreiteten anderen Art, war geeignet, des Dichters Aufmerksamkeit auf diese Pflanze zu lenken und sie den Göttern zuzuweisen. Helleborus niger ist in Griechenland so selten, daß Halácsy seine dortige Einbürgerung bezweifelt[115]) und eine Verwechslung mit H. cyclophyllus R. Br. (H. orientalis Lam.) für wahrscheinlich hält. Das erscheint aber ausgeschlossen, denn Fraas[116]), der, wie erwähnt (oben S. 21), im Verlauf von 8 Jahren Gelegenheit gehabt hat, die griechische Flora gründlich kennen zu lernen, fand Helleborus niger L. in Gesellschaft von Helleborus orientalis bei 2500—3000 Fuß am Oeta, Parnas, Korax, Tymphrestus etc., Dallaporta auf Kephalonia und Sibthorp in Lakonien. Er scheint an den genannten Standorten nur vereinzelt, nicht in dichten Beständen, weite Flächen bedeckend, wie die andere Art, vorzukommen[117]) und wurde daher nicht von allen Botanikern gefunden.

Die Art der Anwendung der Zaubermittel paßt Homer den gegebenen Umständen an. Kirke bewirkt die Verwandlung der Gefährten des Odysseus in Schweine dadurch, daß sie ihnen das Zaubermittel mit der Speise beibringt und sie dann mit dem Zauberstab berührt. Bei der Zurückverwandlung bestreicht sie die Schweine mit dem Mittel, da sie es dem gewöhnlichen aus Eicheln und Kornellen bestehenden Futter nicht beimischen konnte. Materiell waren die Verwandelten ganz Schweine geworden, geistig blieben sie Menschen. Da Odysseus das frisch aus dem Boden gerissene Moly nicht gut verzehren konnte, so genügt es, daß er es bei sich trägt, um ihn vor der Verwandlung zu schützen.

Wenn man alles überblickt, was Homer von den Pharmaka erzählt, und wenn man es mit der gegenwärtigen volkstümlichen und poetischen Kräuterkunde vergleicht, so findet man, daß sich auf diesem Gebiete noch alles im wesentlichen auf den gleichen Grundlagen erhalten hat, wie bei Homer. Von Zauberkräutern erzählen Volksmärchen und Märchendichtungen. Es sei nur an den Zwerg Nase und die Gans Mimi bei Hauff erinnert, die „auf Kräuter bezaubert" waren. Auch der

[115]) Hálacsy, a. a. O. oben S. 23.
[116]) Fraas, a. a. O. oben S. 21.
[117]) Vgl. oben S. 23.

Glaube an die wirkliche Existenz von Zauberkräutern und an überirdische Erscheinungen in Menschengestalt ist nicht ganz verschwunden. Vor giftigen Kräutern hat das Volk noch heute Scheu, weist sie aber nicht der Gottheit, sondern bösen Menschen zu. Eine ausgiebige Verwendung finden die Gifte in der poetischen Literatur aller Zeiten und aller Völker [118]). Meist sind diese Gifte erfunden und mit erdichteten Wirkungen ausgestattet, wie sie in der Wirklichkeit nicht vorkommen. Neben all dem geht die Erforschung und Kenntnis der Pharmaka oder pharmakologischen Agentien langsam, aber sicher vorwärts und gestaltet eine inhaltsreiche Wissenschaft, die chemisch wirkende Stoffe aller Art umfaßt, welche für die Gift- und Arzneimittellehre von Bedeutung sind.

[118]) Vgl. E. Harnack, Das Gift in der dramatischen Dichtung und in der antiken Literatur. Leipzig 1908.

FSC
www.fsc.org
MIX
Papier | Fördert
gute Waldnutzung
FSC® C083411

Zeitfracht Medien GmbH
Ferdinand-Jühlke-Straße 7
99095 Erfurt, Deutschland
produktsicherheit@kolibri360.de